PUBLICATIONS DU JOURNAL DES SCIENCES MÉDICALES DE LILLE.

HÉMATOCÈLE & CASTRATION

PAR

M. LE DOCTEUR G. EUSTACHE,

Professeur de clinique chirurgicale à la Faculté libre de médecine de Lille,
Chirurgien de l'hôpital Sainte-Eugénie,
Ancien professeur agrégé de la Faculté de médecine de Montpellier, etc., etc.

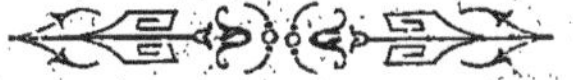

PARIS,
LIBRAIRIE J.-B. BAILLIÈRE ET FILS,
19, RUE HAUTEFEUILLE, 19
(près le boulevard Saint-Germain).
1879.

PRINCIPAUX TRAVAUX DU MÊME AUTEUR :

1º Étude clinique sur la fièvre traumatique (*Thèse inaugurale*). — Montpellier, décembre 1868.

2º La voix, la parole et leurs organes. In-8º, 120 pages. — Libr. Coulet, Montpellier, 1869.

3º De l'influence des travaux modernes sur la connaissance et le traitement des maladies virulentes (*Thèse d'agrégation*, 1872).

4º Recherches expérimentales sur le mode d'action des eaux miné-rales (*Montpellier médical*, juillet 1874).

5º Contribution à l'étude et au traitement de la stérilité chez la femme (Extrait des *Annales de Gynécologie*). — Paris, Lau-wereyns, 1875.

6º Mémoire sur les kystes du vagin (Extrait des *Archives de Toco-logie*). — Paris, A. Delahaye, 1878.

7º Étude sur la périnéoraphie pratiquée immédiatement après l'ac-couchement (avec *gravures*). — Paris, A. Delahaye, 1878.

8º Des luxations sous-astragaliennes ; observation et réflexions. (Extrait des *Archives générales de Médecine*, novembre 1878).

9º Études tératologiques. — Mémoire sur un fœtus dérencéphale (de la famille des Anencéphaliens), avec *planche*. — Paris, J.-B. Baillière et fils, 1879.

10º L'opération césarienne aux États-Unis ; étude analytique de cent observations (1822 à 1878) ; traduit et annoté par le Dr G. Eustache. — Paris, V.-A. Delahaye et Cie, 1879.

PUBLICATIONS DU JOURNAL DES SCIENCES MÉDICALES DE LILLE.

HÉMATOCÈLE & CASTRATION

PAR

M. LE DOCTEUR G. EUSTACHE,

Professeur de clinique chirurgicale à la Faculté libre de médecine de Lille,
Chirurgien de l'hôpital Sainte-Eugénie,
Ancien professeur agrégé de la Faculté de médecine de Montpellier, etc., etc.

PARIS,
LIBRAIRIE J.-B. BAILLIÈRE ET FILS,
19, RUE HAUTEFEUILLE, 19
(près le boulevard Saint-Germain).

1879.

HÉMATOCÈLE & CASTRATION.

I.

Le nom d'*hématocèle* signifie tumeur sanguine : il est plus particulièrement réservé aux tumeurs sanguines de la région du scrotum. Les anatomo-pathologistes ne manquent pas de distinguer ce genre de tumeurs d'après le siége exact qu'elles occupent, et sous ce rapport, les hématocèles du scrotum sont divisées en trois catégories, à savoir : 1° l'hématocèle *pariétale*, ou épanchement de sang dans l'épaisseur des couches qui constituent les bourses ; 2° l'hématocèle *testiculaire*, quand l'épanchement a lieu dans le testicule lui-même ; 3° l'hématocèle de la tunique vaginale, ou l'hématocèle *vaginale* tout court, quand le sang s'est accumulé dans la cavité de la tunique séreuse qui environne l'organe de la sécrétion spermatique. Cette division anatomique est exacte et intéressante à reconnaître dans chaque cas ; toutefois, nous ne ferons que la noter au passage, et nous dirons que, d'une façon générale, l'hématocèle pariétale et l'hématocèle testiculaire sont très-rares, ne nécessitent aucun mode particulier de traitement, seule l'hématocèle vaginale est d'une fréquence relativement considérable et peut donner lieu à des considérations thérapeutiques d'un haut intérêt.

Or, l'étude clinique de l'hématocèle vaginale permet d'affirmer qu'elle est rarement *primitive* ou d'origine traumatique au début. Dans les cas de contusions ou de traumatisme de la région du scrotum, s'il survient un épanchement sanguin, celui-ci s'opère dans l'épaisseur des parois ; il se forme une infiltration sanguine ou bien une collection, un véritable amas sanguin qui évolue différemment suivant les cas : tantôt se résorbant graduellement comme les simples ecchymoses des différentes parties du corps, tantôt s'enflammant et donnant lieu à un abcès, dit abcès sanguin. Rarement le sang s'enkyste et donne lieu à une véritable poche délimitée, qui ne suppure pas et qui peut simuler plus tard une véritable hématocèle vaginale.

Mais dans ces conditions, et en supposant la tunique vaginale saine, l'épanchement sanguin ne se fait pas dans la cavité de la séreuse : celle-ci reste vide ; le traumatisme n'amène pas l'hématocèle. En un mot, l'hématocèle vaginale n'est jamais ou presque jamais primitive et d'origine exclusivement traumatique.

Cette vérité est loin d'être admise depuis longtemps. M. Gosselin [1], dans un mémoire qui a rallié depuis tous les suffrages des anatomo-pathologistes et des cliniciens, s'est attaché à démontrer que le sang ne saurait provenir de la tunique vaginale saine, mais que l'hémorrhagie qui remplit quelquefois cette séreuse résulte des modifications imprimées à cette membrane par des inflammations

---

[1] *Archives générales de médecine.* 851, 4ᵉ série, t. XXVII.

antérieures. L'épaisseur de cette tunique, la formation de couches nouvelles qui en doublent, triplent ou quadruplent l'épaisseur, la vascularisation nouvelle et morbide qui en résultent : telles sont les causes qui facilitent et amènent l'hémorrhagie intra-vaginale, l'hématocèle, en sorte que celle-ci est presque toujours *consécutive*.

Il est une affection très-commune de la tunique vaginale qui est presque toujours le point de départ de l'hématocèle : c'est l'hydro-cèle. On sait que celle-ci consiste dans une irritation secrétoire des feuillets séreux, qui produisent ainsi une accumulation de sérosité. Que l'hydrocèle soit aiguë, traumatique, blennorrhagique, etc., qu'elle soit chronique d'emblée, elle n'en est pas moins l'indice d'une irritation de la tunique vaginale, d'une *vaginalite* plus ou moins intense, mais qui ne tarde pas à passer à l'état chronique.

Cette vaginalite, aiguë ou chronique d'emblée, détermine des modifications anatomiques dans la séreuse qui en est le substratum ; ces modifications consistent le plus souvent dans un épaississement plus ou moins considérable, et conséquemment dans la production de nouveaux vaisseaux. En raison de l'augmentation de volume des parties, de la friabilité plus ou moins grande de la pseudo-membrane inflammatoire et des vaisseaux qu'elle renferme, la tumeur est plus facilement exposée aux traumatismes, et ceux-ci ont besoin d'une moins grande intensité pour déterminer des ruptures vasculaires. N'est-il pas admissible encore que les vais-seaux de nouvelle formation peuvent se rompre spontanément et verser ainsi le sang dans la cavité de la vaginale préalablement distendue ?

En somme, l'hématocèle vaginale ne saurait guère se produire d'emblée s'il s'agit d'une séreuse saine ; elle est toujours ou presque toujours consécutive à une hydrocèle préexistante, à une vaginalite chronique qui a déterminé l'épaississement et la vascularisation anormale de la tunique. Elle est donc *consécutive*.

Dans ce dernier cas, l'hémorrhagie pourra se faire spontanément, par rupture spontanée des vaisseaux néo-formés, ou bien sous l'influence d'un traumatisme peu intense, presque inappréciable, qui, en toute autre circonstance, n'aurait amené aucune suite fâcheuse ; ou bien encore le traumatisme aura été violent, et l'effet bien plus sensible et bien plus immédiat : de là la distinction de l'hématocèle en hématocèle spontanée et en hématocèle consécutive ; l'une et l'autre reconnaissent en somme la même pathogénie.

Ces idées, développées dès 1851 par M. Gosselin, ont été confirmées depuis par presque tous les observateurs et sont aujourd'hui à peu près universellement admises. L'étude des épanchements sanguins dans les méninges (pachyméningite hémorrhagique) et dans le péritoine (hématocèle rétro-utérine, pelvi-péritonite hémorrhagique) a montré en outre qu'elles s'appliquaient avec la même vérité à la production des hémorrhagies à la surface des autres séreuses du corps. Je les partage entièrement pour ma part, et je crois que la presque totalité des hématocèles est consécutive à une vaginalite antérieure qui a amené la production de fausses membranes à la face interne de la séreuse.

J'admets bien sans doute que, dans certains cas spéciaux, le point de départ a pu différer. On cite, et j'en ai été témoin pour ma part, des cas dans lesquels la ponction d'une hydrocèle simple, soit en blessant un vaisseau du scrotum, soit en blessant le testicule, a déterminé un épanchement de sang dans la tunique vaginale et a produit une hématocèle subite. Mais ces cas sont exceptionnels, et même alors le sang se résorbe et la maladie ne revêt pas les caractères particuliers et la marche de la véritable hématocèle vaginale.

Que si ces cas sont négligés, les symptômes évoluent comme dans les cas types. Un malade à qui l'on avait pratiqué une ponction pour une hydrocèle aiguë suite d'orchite, eut un épanchement immédiat de sang par suite de la piqûre du testicule. Il voulut quitter l'hôpital quelques jours après et reprendre ses occupations. Deux ans après, il revint avec une hématocèle de la grosseur d'une tête dé fœtus qui s'était développée progressivement, c'est-à-dire que l'épanchement de sang avait déterminé une vaginalite chronique, laquelle avait amené l'épaississement progressif de la tunique vaginale et des hémorrhagies consécutives, le tout d'une manière presque insensible. On pratiqua la castration.

Mais si l'on rentre dans l'examen des cas les plus ordinaires, on verra invariablement que l'épaississement de la tunique vaginale, par adjonction de couches successives de pseudo-membranes de nature inflammatoire est la cause première, pathogénétique de l'hématocèle, et que c'est par conséquent à cette cause que devra s'adresser le traitement de la maladie.

Avant d'aborder cette question de thérapeutique qui est l'unique but de ce mémoire, qu'il me soit permis de dire un mot de l'anatomie pathologique des hématocèles, tant d'après les descriptions données par les auteurs que d'après l'examen de la pièce anatomique que j'ai enlevée sur le malade dont je rapporte plus loin l'observation.

II.

Les auteurs qui se sont occupés de l'hématocèle avant Gosselin ne parlaient guère que du liquide contenu dans la poche de la tunique vaginale et se contentaient simplement de noter l'épaississement de cette tunique ; les travaux du savant chirurgien de la Charité ont eu pour résultat d'attirer surtout l'attention sur les parois de la tumeur, mettant au second plan les détails relatifs à son contenu. Cette distinction, dont nous justifierons tout-à-l'heure l'importance pathologique , est bien autrement essentielle au point de vue de la thérapeutique chirurgicale de l'hématocèle.

D'ordinaire, les couches du scrotum placées en dehors de la tunique vaginale ne présentent aucune altération, si ce n'est un peu d'épaississement et d'hypertrophie ; elles sont mobiles sur la tumeur, sauf les cas où une intervention antérieure en a modifié l'état : c'est ainsi que, chez notre malade, ces couches étaient hypertrophiées, adhérentes et enflammées dans la moitié inférieure de la tumeur, au niveau du point où une ponction avait été pratiquée.

Quant aux parois de la poche, elles sont constituées par la tunique vaginale doublée par une membrane plus ou moins épaisse. M. Lannelongue [1] dit que l'épaisseur de la vaginale ne change

---

[1] Lannelongue. Art. *Hématocèle*, du *Nouveau Dictionnaire de médecine et de chirurgie pratiques*, t. XVII.

pas, qu'elle a sa coloration normale et que , sauf la disposition du revêtement épithélial de sa face interne , elle n'offre aucune altération de son feuillet pariétal non plus que de son feuillet viscéral. Dans certains cas il en est ainsi ; mais dans plusieurs autres , on ne peut séparer la tunique vaginale de la fausse membrane qui la double et qui est entièrement confondue avec elle.

Sur quatre hématocèles , toutes traitées par la castration , que j'ai eu l'occasion de disséquer depuis douze ans , je n'en ai trouve qu'une où cette séparation fut jusqu'à un certain point facile ; dans les trois autres cas , l'adhésion ou plutôt la confusion des deux parties était telle, que je ne pus en opérer la séparation , à moins de disséquer une tunique vaginale qui aurait conservé plusieurs millimètres d'épaisseur.

La description suivante ne saurait donc, à notre avis , convenir à la majorité des cas : « Une fausse membrane tapisse la face interne de la vaginale, et elle se comporte différémment sur chacun des deux feuillets. Assez lâchement unie à la séreuse pariétale , dont on peut la détacher par des tractions ou par décollement à l'aide des doigts ou de la spatule , elle est plus intimement adhérente au feuillet qui recouvre le testicule et l'épididyme : à ce niveau , la séparation est impossible ; la face libre de cette membrane est en contact avec le liquide contenu dans la poche ou avec les caillots de sang qui ont pu s'y former. Rugueuse et comme chagrinée , présentant des aspérités plus ou moins saillantes , elle offre parfois de longs tractus s'étendant de l'une à l'autre paroi de la cavité et cloisonnant celle-ci d'une façon rudimentaire. »

Mais d'une façon générale , au dire des auteurs, la cavité vaginale persiste dans son entier, et le testicule est plus ou moins libre, distinct et flottant dans la cavité agrandie. C'est même sur cette considération qu'est basé le procédé nouveau de traitement introduit par Gosselin , la *décortication*.

On se tromperait fort si l'on croyait qu'il en est toujours ainsi. Si le testicule conserve ses rapports normaux, dit M. Lannelongue, il devient d'ordinaire très-difficile à voir, masqué et refoulé qu'il est par la fausse membrane ; parfois il fait une légère saillie dans la cavité de la poche, tandis que, dans d'autres cas, il existe plutôt à son niveau une dépression. L'épididyme lui-même peut être resté adhérent au testicule, ou bien il peut être écarté de cet organe dont il est distant de 2 à 5 centimètres. Dans certaines opérations de l'hématocèle qui visent à la conservation de l'intégrité des organes sécréteurs du sperme, on est donc fort exposé à le blesser, ses rapports et sa situation ne pouvant être déterminés d'avance.

Dans les quatre autopsies d'hématocèle que j'ai pu pratiquer, une fois le testicule et ses annexes occupaient leur position normale et étaient faciles à distinguer ; deux autres fois le testicule était englobé dans la fausse membrane avec laquelle il était entièrement confondu et s'en distinguait uniquement par la saillie ovoïde qu'il faisait à l'intérieur de la cavité anfractueuse de la tumeur. La quatrième observation, celle dont la relation suit, était bien autrement remarquable. Quelques détails à ce sujet me paraissent intéressants.

La tumeur, d'un volume supérieur à celui d'un fort poing d'adulte, était creusée d'une cavité assez spacieuse, parcourue par des trabécules minces et nombreux allant d'une paroi à l'autre. Cette cavité renfermait des caillots sanguins noirâtres et surtout une sorte de bouillie poisseuse, jaune grisâtre, plus ou moins analogue à de la mélasse à moitié desséchée. La face interne était tomenteuse et ramollie. Les parois avaient une épaisseur d'un centimètre environ, à peu près uniforme sur tous les points.

Après avoir lavé la cavité, je ne vois nulle part trace du testicule et de ses annexes : aucune saillie, aucun épaississement particulier, et ce ne fut qu'après de longues recherches et de nombreuses incisions que je parvins à le trouver en avant et en haut, loin de la position qu'il devait normalement occuper. La glande était entièrement entourée par la fausse membrane, dont il était impossible de la séparer : elle était réduite au volume d'un gros haricot ; les canalicules glandulaires étaient encore nettement visibles au microscope ; l'épithélium qui les tapisse était entièrement corné et ressemblait exactement à un revêtement épidermique ; nulle trace de spermatozoïdes.

L'épididyme était entièrement dissocié, déroulé ; nous ne parvînmes à le découvrir qu'en pratiquant une injection colorée dans le canal déférent. Nous le vîmes alors serpenter sur une grande étendue de la poche, au milieu de l'épaisseur de la fausse membrane, dont il fut impossible de le séparer ; les cônes efférents seuls, déroulés et d'une longueur de plus d'un centimètre, avaient conservé leurs rapports avec la glande.

Ainsi, dans ce cas, il était impossible, même par une dissection attentive, de distinguer le testicule et ses annexes et de les séparer. La glande était presque entièrement atrophiée ; sa sécrétion à jamais compromise. La poche sanguine était en quelque sorte tout-à-fait en dehors de la cavité normale de la tunique vaginale ; la décortication eût donc été tout-à-fait impossible, et en supposant que la suppuration et l'adhésion de ses parois aient pu être obtenues sans grands dangers, on n'aurait conservé qu'un produit pathologique exposé à s'enflammer et à dégénérer sous la moindre influence.

Il importe donc, sous le rapport anatomique, de distinguer deux variétés d'hématocèles : l'une simple, répondant à la description que nous en avons donnée d'après les auteurs, et dans laquelle les parties intra-scrotales sont encore distinctes ; l'autre compliquée, c'est-à-dire celle où, par les progrès de la lésion, tout a été confondu. La description que nous faisions tout-à-l'heure de notre cas peut sans doute être rangée parmi les plus complexes ; mais pourtant, j'ai tout lieu de croire que la majorité des hématocèles, considérées sous le rapport anatomique, sont plutôt compliquées que simples.

Y a-t-il un moyen, pendant la vie, de prévoir l'un ou l'autre cas, et de formuler, par conséquent, les indications spéciales à chacun d'eux ? La chose n'est pas possible ; toutefois, on pourra se baser en cela sur les renseignements fournis par l'exploration de la tumeur. Si celle-ci est peu volumineuse, et surtout si ses parois sont souples, assez minces, dépressibles, on pourra croire que la lésion n'est pas complexe et que les parties ont conservé suffisamment leurs rapports normaux pour en permettre la reconnaissance et la dissociation au moment de l'intervention thérapeutique.

Au contraire, la poche est-elle dure, à parois très-épaisses et très-résistantes, ne se laissant nullement déprimer, on devra craindre des complications anatomiques, une adhésion de toutes les parties qui seront plus ou moins confondues ensemble, et par conséquent l'impossibilité de les conserver isolées.

Cette considération anatomique doit, à notre avis, être du plus grand poids dans le choix d'une méthode thérapeutique.

III.

En ayant égard à ce qui précède, on peut voir que je ne saurais conseiller une intervention uniforme dans tous les cas, et que non-seulement je m'explique la variété des méthodes et des procédés de traitement de l'hématocèle, mais encore les succès de chacune de ces méthodes et procédés, qui peuvent et doivent être employés suivant chaque cas particulier.

Or, ces méthodes et ces procédés sont nombreux : je ne ferai guère que les énumérer, pour insister seulement sur deux modes de traitement qui sont indiqués dans les cas graves : je veux parler de la *décortication* et de la *castration*.

La *ponction simple* et l'évacuation du liquide épanché ont été mises en usage dans un certain nombre de cas : leur échec est presque certain dans tous ; ceci n'a pas lieu de nous étonner quand nous savons qu'il en est ainsi même pour l'hydrocèle.

La *ponction suivie d'une injection iodée* est susceptible d'amener des guérisons, et l'on cite des cas nombreux de succès. Elle se pratique absolument comme pour l'hydrocèle ; elle a pour but, une fois l'évacuation de sang opérée, de faire naître sur les parois de la poche une inflammation simplement adhésive et non suppurative, qui amène l'oblitération de la cavité. Mais très-souvent, le but est dépassé et la suppuration survient : dans ces cas, le pronostic est singulièrement aggravé. L'hématocèle, dit A. Richard (1), ne devient une affection grave , redoutable même , qu'au moment où l'on est forcé d'y toucher.

Quand l'injection iodée a amené la suppuration, il faut alors donner issue au pus ; et comme ce résultat est presque certain, sauf dans les cas d'hématocèle peu volumineuse, de date récente et à parois souples et minces, certains chirurgiens ne veulent pas y recourir, préférant, même dans les cas simples, employer d'emblée soit le *séton*, soit le *drainage* de la cavité.

Depuis les travaux de Chassaignac, le séton doit être abandonné pour le drainage, qui remplit mieux les indications et expose à moins de dangers. Serions-nous en présence d'un cas simple, où la tumeur serait récente, peu volumineuse, les parois souples, la position du testicule nettement déterminée, que ce serait à ce dernier mode d'intervention que nous donnerions la préférence, même sur l'injection iodée.

Pourtant, des dangers sérieux n'en sont pas moins à craindre : après l'injection iodée, comme après le drainage, une inflammation intense peut survenir et s'accompagner de phénomènes graves dus à la rétention du pus. On a alors proposé une nouvelle méthode, l'*incision de la poche*. Par cette méthode, la cavité de la tumeur est largement ouverte ; elle suppure à l'air libre, et peu à peu , par bourgeonnement et cicatrisation, l'oblitération peut survenir.

Mais cette opération est loin d'être aussi simple dans ses suites qu'elle le paraît de prime abord. L'inflammation d'une paroi pseudo-membraneuse revêt presque toujours un caractère plus ou moins alarmant. Sans que l'on puisse donner la raison de cette

---

(1) A. Richard. *Pratique journalière de la chirurgie*, p. 400.

gravité particulière, c'est néanmoins un fait reconnu. Lorsque du sang s'est épanché depuis longtemps dans une poche de ce genre, une partie s'accole à la fausse membrane en devenant plus ou moins fibrineuse ; de plus, il se forme des épanchements intersti-tiels dans l'épaisseur même de cette fausse membrane. Quand la cavité est mise au contact de l'air, les produits sanguins s'altèrent, deviennent facilement putrides, et putrides d'une façon d'autant plus dangereuse qu'ils sont retenus par leurs adhérences et sé-journent longtemps dans la poche. Il se passe là quelque chose d'analogue à ce qui a lieu dans les plaies profondes et dans le canal médullaire des os longs enflammés, avec cette différence qu'ici la seule matière septigène est le sang putréfié par le contact de l'air et déjà modifié dans sa composition avant ce contact. (Gosselin). (1)

Pour remédier à cette suppuration de mauvaise nature et aux accidents infectieux qui l'accompagnent très-souvent, de nouvelles méthodes ont été imaginées et paraissent avoir produit d'heureux résultats.

Il en est une que je n'ai jamais vu employer pour ma part, et que son auteur, ou tout au moins son partisan déclaré et son vulga-risateur, déclare presque infaillible : c'est le *séton caustique*. M. Valette (2), de Lyon, a traité quarante cas d'hématocèle par cette méthode et a obtenu quarante succès. Voilà une statistique bien encourageante et qui mérite de fixer l'attention des praticiens : le cas échéant, je me propose d'en faire l'essai. D'après le chirur-gien lyonnais, voici quelle est la façon de procéder : on se munit

---

(1) Gosselin. *Clinique chirurgicale de l'hôpital de la Charité*, t. II, p. 429.

(2) Valette. *Clinique chirurgicale de l'Hôtel-Dieu de Lyon*, p 285.

d'un trocart d'une dimension convenable et d'un cylindre de chlorure de zinc qui s'engage aisément dans la canule du trocart. On saisit la tumeur de la main gauche et on enfonce la pointe du trocart en bas et en avant, de façon à éviter le testicule. On vide la tumeur de son contenu, puis on la transperce de part en part; on engage le séton dans la canule de l'instrument, et en retirant celle-ci, le séton caustique se trouve en place.

Mais il est une autre méthode qui a eu un plus grand retentissement que la précédente, et que son auteur croit pouvoir convenir à tous les cas d'hématocèle, ancienne, volumineuse, grave en un mot : c'est la *décortication* de M. Gosselin.

Déjà on avait bien employé l'incision de la tumeur avec excision plus ou moins étendue des parois : l'opération de M. Gosselin est toute différente. Considérant que la plus grande somme des dangers provient non de l'étendue de la surface suppurante, mais bien de la composition de cette surface et principalement de la présence de la fausse membrane, M. Gosselin a proposé et a exécuté déjà un certain nombre de fois l'arrachement de cette fausse membrane, la *décortication* de la cavité, ainsi qu'il l'a heureusement appelée, de façon à mettre les surfaces dans les conditions normales de toute plaie, et que la suppuration, le bourgeonnement et finalement la cicatrisation s'en opèrent dans les conditions les plus favorables.

Cette opération, convenablement pratiquée, a évidemment le grand avantage de conserver l'intégrité des organes génitaux, et de respecter le testicule, dont les fonctions sont plus ou moins conservées, et dont le sacrifice atteint toujours le moral des malades. M. Gosselin ne prétend pas, sans doute, que le testicule ainsi laissé en place conserve toujours ses propriétés fonctionnelles ou puisse les reprendre ; souvent, le plus souvent même, c'est un organe atrophié, inutile ; mais personne n'hésitera à convenir avec lui que la conservation de cet organe ne soit désirable et avantageuse dans tous les cas.

A ce titre , la décortication est une heureuse application de la *chirurgie conservatrice* qui tend à faire tant de progrès aujourd'hui, et qui a les sympathies de tous ou presque tous les médecins de notre époque. Ainsi que le faisait observer si justement notre collègue M. le professeur Domec (1), les tendances conservatrices marchent de pair avec les progrès de la chirurgie , et dire qu'on n'est pas partisan des unes, c'est se déclarer ennemi des autres : la marche est progressive, et le chemin parcouru déjà long.

Mais ici, comme trop souvent partout ailleurs , il ne faut point, pour éviter un danger, tomber dans un pire : la décortication , qui est un véritable progrès , ne saurait convenir à tous les cas, même à la majorité des cas , et elle ne saurait détrôner entièrement la castration , qui était autrefois admise comme une règle dans les hématocèles anciennes, volumineuses, à parois dures et résistantes.

M. Gosselin , résumant les considérations thérapeutiques qui ressortent pour lui de l'étude de l'hématocèle , établit les quatre conditions suivantes :

1° L'hématocèle est vierge de tout traitement et n'a pas suppuré ;

2° L'hématocèle , traitée une ou deux fois par l'injection iodée , persiste sans suppurer ;

3° L'hématocèle est suppurée , mais non encore fistuleuse à la suite d'une injection récemment faite ;

4° L'hématocèle est suppurée et fistuleuse depuis un certain temps.

---

(1) Voyez *Journal des Sciences médicales de Lille*, février 1879, p. 225.

Dans le premier cas, il conseille l'injection iodée ; dans le second, la temporisation et enfin la décortication ; dans les troisième et quatrième, c'est toujours à la décortication qu'il faut recourir.

Or, les indications thérapeutiques ainsi définies pourraient bien ne pas être réalisables dans tous les cas, témoin l'observation qui va suivre ; et même l'opération serait-elle possible, qu'elle ne laisse pas que d'entraîner des dangers très-sérieux, tellement graves même que l'opération peut être et a été souvent mortelle. Aussi la décortication, malgré le louable empressement avec lequel elle a été acceptée, n'est-elle pas une opération généralement pratiquée ; les cas dans lesquels elle a été mise en usage sont encore relativement peu nombreux. Voici comment on procède à cette opération :

On fait dans la partie antérieure de la tumeur et dans toute sa longueur une incision verticale : on incise couche par couche avec grande précaution pour ne pas blesser le testicule, quand sa situation n'est pas exactement déterminée ; le foyer est ouvert dans une faible étendue ; par là on introduit l'index qui sert de guide pour l'achèvement de l'incision ; celle-ci ne saurait être trop étendue. Sur le bord de la coupe, on saisit avec des pinces ce qui paraît être la fausse membrane : elle se distingue bien d'habitude, et on a assez de facilité à la décoller, ce que l'on fait avec les ciseaux, le doigt, la spatule ou le manche du scalpel. On s'arrête au niveau du testicule ; on opère ensuite de la même façon de l'autre côté. Enfin on excise avec les ciseaux ou le bistouri les deux lambeaux de la fausse membrane, au niveau du point où elle devient adhérente au testicule. Le sang qui coule en nappe sur les surfaces dénudées de la vaginale s'arrête aisément ; si des ligatures sont à faire, c'est au niveau de la section des téguments.

Telle est l'opération de la décortication. Dans certains cas, elle est facile ; le plus souvent, elle est très-laborieuse par suite de l'adhérence, de la confusion de la fausse membrane avec la séreuse ; enfin, dans beaucoup de circonstances, elle est absolument impossible : sur trois des quatre hématocèles que j'ai pu disséquer, elle eût été absolument impraticable ; la reconnaissance et la dissection du testicule auraient été impossibles, et si cette opération eût été tentée et qu'on eût voulu la mener à bonne fin, on aurait inévitablement enlevé le testicule sans s'en douter, et l'on aurait laissé une poche pathologique qui, non-seulement eût été absolument inutile, mais encore eût exposé à de sérieux dangers. En effet, même dans les cas heureux, la décortication met à nu une très-grande surface de tissus, et expose à de longues suppurations avec tous leurs accidents ordinaires. La guérison est toujours longue à obtenir, si toutefois elle n'est pas entravée par des symptômes de pyohémie.

C'est pourquoi beaucoup de chirurgiens lui préfèrent la castration, opération beaucoup plus radicale sans doute, mais qui n'entraîne que le sacrifice d'un organe le plus souvent dégénéré, inutile, et sans faire courir aucun danger sérieux au malade. La castration est, en effet, une opération bénigne dans le plus grand nombre de cas, et la guérison survient rapidement. Sans doute la suppression d'un testicule, même inutile, doit être évitée à cause du retentissement moral que cette suppression peut entraîner chez beaucoup de malades ; mais dans certaines conditions d'individu, d'âge, de santé générale, et le plus souvent même sur la demande du malade, elle sera infiniment préférable ; car les dangers sont presque nuls, la guérison rapidement obtenue, tandis que la décortication finirait par amener un épuisement, une débilitation presque irrémédiable.

Quels sont donc les cas où la castration devra être pratiquée ?

Disons d'abord que le problème ne se pose que pour les hématocèles anciennes, dépassant le volume du poing et ayant des parois dures et épaisses. Dans les conditions inverses, l'injection iodée et le drainage me paraissent les méthodes à conseiller.

1° Or, dans les circonstances indiquées, si le malade est un adolescent ou un adulte encore dans la force de l'âge, jouissant d'une bonne santé habituelle, si les parois de la tumeur sont encore souples, dépressibles, si la position du testicule peut être diagnostiquée ou tout au moins soupçonnée, on devra tenter soit la cautérisation par le séton caustique, soit la décortication, en se rappelant bien que si l'on commence l'une ou l'autre de ces opérations, il faut la mener à bonne fin ; rien n'est, en effet, plus dangereux qu'une opération inachevée, et depuis longtemps le danger des ponctions exploratrices, non suivies d'intervention chirurgicale, a été signalé et peut être vérifié tous les jours. La ponction qui fut faite chez notre malade détermina un état général grave d'hecticité qui faillit compromettre ses jours.

Même dans ces conditions d'âge, de santé générale et d'état local, le chirurgien qui va pratiquer la décortication doit être prêt à faire la castration, suivant les lésions qu'il rencontrera. Ainsi, supposons que, chez notre malade, nous eussions voulu tenter la décortication, il est évident qu'une fois la poche incisée, l'état des parties bien constaté, nous eussions dû renoncer à cette opération pour pratiquer séance tenante l'ablation totale.

2° S'agit-il, au contraire, d'un malade ayant dépassé l'âge adulte, d'une constitution peu vigoureuse ou délabrée, qui demande la suppression de son mal, d'une tumeur ancienne, volumineuse, à parois dures, résistantes, au milieu desquelles il est impossible de rien distinguer, et à plus forte raison une intervention antérieure a-t-elle déterminé de la suppuration et des fistules, et un affaiblissement général, la castration, croyons-nous, devra être pratiquée sans hésiter : toute autre intervention menaçant de compromettre à bref délai non-seulement l'organe, mais encore la vie du sujet.

Si donc la castration doit être une opération de nécessité dans le premier cas, et si la décortication doit lui être préférée quand elle est possible, elle devient une opération d'élection dans le second cas. C'est ainsi que la question a été envisagée et jugée déjà par un bon nombre de médecins ; ce sont les bases sur lesquelles nous nous sommes appuyé dans le cas suivant, et nous n'avons eu qu'à nous en applaudir.

OBSERVATION.

Alexandre L..., âgé de 50 ans, peintre en voitures, entre à l'hôpital Ste-Eugénie (salle St-Pierre, n° 16) le 27 février 1878. Cet homme a eu onze enfants, dont six sont morts ; le dernier n'a pas encore deux mois. — Depuis trois ans, il avait au testicule gauche une tumeur indolore de la grosseur d'un œuf de poule, qui s'était développée sans cause appréciable connue. Cette tumeur occupait la partie inférieure de la bourse gauche ; le malade la faisait refouler en haut par la simple pression. Vers la fin de décembre, il y a environ deux ou trois mois, cette tumeur grossit peu à peu, sans douleur et sans que le malade s'en aperçût. Dans les premiers jours du mois de février, elle avait le volume que nous lui voyons aujourd'hui ; elle occasionnait de la fatigue, de la gêne, et quelques tiraillements douloureux dans l'aine. Le malade vint alors à l'hôpital.

La tumeur occupe la bourse gauche ; elle est dure, ovoïde à grosse extrémité dirigée en bas, peu sensible à la pression ; elle présente à sa partie moyenne un rétrécissement circulaire qui lui donne la forme d'un bissac. Elle a 16 centim. de long et 37 centim. de circonférence. Sur certains points, en haut surtout, il existe de la fluctuation profonde, un peu confuse : pas trace de transparence. Le cordon s'en détache à la partie supérieure et remonte dans le canal inguinal ; il n'est ni douloureux, ni épaissi. La tumeur est en outre très-pesante : la peau est lisse, variqueuse, parfaitement mobile, rouge et un peu œdématiée vers la partie inférieure : sous l'influence de cataplasmes froids, cette rougeur et cet œdème disparaissent.

Le malade accepte la castration ; le 12 mars, mon collègue M. Faucon se met en mesure de la pratiquer et commence par une ponction exploratrice avec l'appareil de Potain, afin de vérifier le diagnostic d'hématocèle ; on retire quelques grammes d'un liquide couleur de chocolat, mais le malade refusant énergiquement toute autre intervention, on est obligé d'interrompre. La piqûre du trocart est vite recouverte de baudruche collodionnée, et on applique dessus un pansement ouato-phéniqué.

Les jou s suivants, la tumeur devint douloureuse et augmenta un peu de volume ; il y eut de la fièvre, du malaise ; la peau, au niveau de la piqûre, s'épaissit et resta adhérente ; en même temps survinrent des douleurs d'entrailles, de la constipation, un léger gonflement du cordon spermatique. Le malaise resta permanent : le malade ne pouvait que très-peu se lever, à cause des douleurs qu'occasionnait le poids de la tumeur ; l'appétit diminua, les forces baissaient ; la tumeur elle-même n'avait pas subi d'augmentation, mais elle était douloureuse au toucher, ne présentait plus trace de fluctuation ; la peau du scrotum, très-épaissie au niveau de la piqûre, était adhérente sur une superficie de plusieurs centimètres carrés. Le malade se décida enfin à se laisser opérer, et je procédai à l'ablation du testicule, le 13 avril, après lui avoir administré un purgatif la veille.

Opération. — Le malade est chloroformé. Je pratique une première incision partant de l'anneau du canal inguinal et descendant verticalement sur le côté externe de la tumeur jusqu'à la partie inférieure et postérieure ; puis une seconde incision convexe, en dedans, et s'étendant de 3 centimètres de l'extrémité supérieure de la première, qu'elle va rejoindre ensuite en bas et en arrière. Je circonscris ainsi un lambeau de peau à forme elliptique, dans l'aire duquel se trouvent les portions les plus épaissies et les plus adhérentes. — Dissection de la tumeur assez aisée à la partie supérieure et en dedans : le décollement est fait moitié avec le bistouri, moitié avec les doigts ; ce temps fut très-laborieux à la partie inférieure, les tissus très-épais, très-durs et très-adhérents ; la peau est confondue avec la tumeur qui fut ouverte involontairement, ce qui donna lieu à l'issue d'une assez grande quantité de pus sanieux, grumeleux et rougeâtre. Les artères ouvertes sont pincées au fur et à mesure avec des pinces à forcipressure, au nombre d'une dizaine, le plus grand nombre sur le côté externe. La tumeur étant complètement énuclée et soulevée en haut et en avant, je découvre le cordon en incisant les couches fibreuses épaissies qui le recouvrent, je l'isole peu à peu, je le sépare en deux, le paquet vasculo-nerveux d'un côté, le canal déférent de l'autre, et je pose une forte ligature énergiquement serrée sur chacune de ses moitiés ; avec le bistouri, je sectionne le cordon à un demi-centimètre au-dessous de la ligature, immédiatement au-dessus de la tumeur. La plaie est nettoyée et lavée avec de l'eau froide, puis de l'eau de Pagliari ; les pinces hémostatiques sont enlevées : l'hémostase est complète sans que j'aie à faire de ligatures.

La plaie est lavée ensuite à l'eau phéniquée, et j'applique trois points de suture métallique, l'un à la partie supérieure de l'incision, au-dessus des fils à ligature du cordon, les deux autres au-dessous à 1 cent. 1/2 de distance ; un drain est couché au fond de la plaie. Les lambeaux de la partie inférieure étant épaissis, lardacés, je ne les réunis pas, et je me contente de les rapprocher avec des bandelettes de sparadrap roulées tout autour. Les fils à ligature du cordon sont également maintenus avec une bandelette de diachylon. Tout ce temps de l'opération est fait au milieu de la vapeur phéniquée. Je termine le pansement en appliquant des couches successives d'ouate trempée dans une solution phéniquée (au 100ᵉ), puis d'ouate sèche, et enfin un bandage en T double.

La fièvre traumatique fut à peu près nulle, et dès le surlendemain la température était revenue à l'état normal, ainsi que le démontre la courbe ci-dessous :

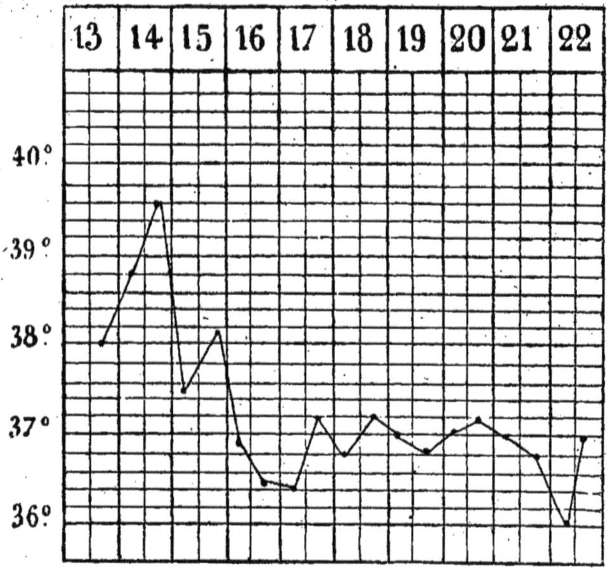

Le pansement fut renouvelé au bout de quatre jours ; la réunion par première intention avait échoué, et je dus enlever les fils de suture. La plaie fut pansée à plat avec l'ouate phéniquée. Les ligatures du cordon se détachèrent au douzième jour ; la cicatrisation marcha régulièrement et assez vite ; je l'activai par quelques cautérisations avec le crayon de nitrate d'argent. Le 15 mai, la plaie était entièrement fermée ; depuis longtemps déjà le malade se levait, avait repris ses forces, et le 1ᵉʳ juin il quittait l'hôpital complètement guéri. La ligne cicatricielle était cachée dans le pli génito-crural ;

l'aspect extérieur des parties était à peine modifié du côté opéré, grâce à l'ampleur de la peau qui simulait presque un scrotum normal. Nous avons revu ce malade depuis : la santé est parfaite ; les fonctions génésiques ne sont, paraît-il, nullement modifiées.

IV.

L'opération de la castration est une opération déjà fort ancienne,
réglée dans tous ses temps et parfaitement décrite dans les auteurs
classiques. L'article que lui consacre le *Dictionnaire encyclopédique
des sciences médicales*, et qui est dû à la plume élégante de M. le
professeur Bouisson (de Montpellier), résume tout ce qui a été écrit
à ce sujet. M. Bouisson divise l'opération en trois temps : l'isolement
de la tumeur, la section du cordon, le pansement. J'ai eu souvent
l'occasion de lui voir pratiquer la castration, et les résultats heureux que j'ai notés dans chaque cas me faisaient en quelque sorte
un devoir de suivre pas à pas l'opération que je lui avais vu faire
avec tant de succès, aussi bien dans les cas de sarcocèle du testicule que pour les hématocèles. Sauf en ce qui concerne le pansement, où la substitution de la ouate phéniquée à la charpie cératée
nous paraît devoir être de mise aujourd'hui, notre opération n'a
pas différé de celle que conseille et que pratique M. Bouisson, et
qui, du reste, est conseillée et pratiquée par la plupart des chirurgiens.

Pourtant, il est un temps de l'opération, la ligature du cordon,
qui ne semble pas être tout-à-fait adopté, et qui donne lieu, chaque
fois que la question est soulevée au sein des sociétés savantes, à
des débats contradictoires. C'est sur ce temps que je voudrais dire
quelques mots pour terminer ce mémoire.

Quelques jours avant mon opération (13 avril), M. Poinsot (de Bordeaux) pratiquait, le 26 mars, la castration dans un cas à peu près exactement semblable, pour une hématocèle du scrotum. Après avoir divisé la gaîne du cordon, il le sépara en deux moitiés qu'il lia séparément avec le catgut. J'avais employé un fort fil de soie pour opérer la ligature. Sauf cette substitution, à peu près insignifiante, du catgut à la soie, les deux observations se ressemblent, et le résultat heureux fut le même dans les deux cas.

L'opération de M. Poinsot fut communiquée à la Société de Chirurgie de Paris dans la séance du 8 mai 1878, au moment où j'allais envoyer la mienne. Immédiatement surgirent de nombreuses objections au procédé de ligature de M. Poinsot, qui, rappelons-le une fois pour toutes, est le procédé de M. Bouisson et de beaucoup d'autres chirurgiens qui l'ont précédé, puisqu'il était déjà connu de Celse et de Paul d'Egine.

On peut dire sans crainte d'erreur que, dans la majeure partie des opérations de castration, c'est à la *ligature en masse* du cordon que l'on a recours : tout au plus, dans les cas où le cordon est volumineux, fait-on la division du cordon en deux moitiés, l'une comprenant le canal déférent, l'autre les autres parties constituantes du cordon spermatique, et fait-on ainsi deux ligatures, sans s'occuper aucunement des différents vaisseaux artériels qui s'y trouvent. Cette dissociation du cordon en deux moitiés me paraît même devoir être la règle dans la grande majorité des cas, afin d'avoir une ligature moins volumineuse et dont la chûte pourrait être plus ou moins retardée.

Quoi qu'il en soit, la ligature en masse a été combattue au sein de la Société de Chirurgie. MM. Després, Verneuil, Le Dentu s'en sont déclarés les ennemis et ont réédité à cette occasion les reproches adressés depuis longtemps à ce procédé de ligature, reproches dont M. Bouisson avait déjà fait justice dans son article. Le tétanos, surtout, est l'accident que l'on aurait à craindre par ce procédé, les nerfs du cordon étant comprimés et étranglés par la ligature, alors que l'isolement et la ligature particulière de chaque artère permettraient d'éviter cet accident redoutable. Mais quelques faits malheureux, très-rares du reste, ne sauraient faire rejeter une méthode, surtout lorsque les accidents qu'on lui oppose peuvent se manifester en dehors d'elle, ainsi que l'établissent MM. Bouisson, Sédillot, Poinsot, etc. Pour notre part, nous n'avons jamais vu se produire cet accident.

M. Verneuil a aussi accusé la ligature en masse d'exiger un temps très-long pour s'éliminer et de produire des funiculites. J'ai vu, pour ma part, la chûte du cordon se faire régulièrement vers le 15ᵉ jour dans les cas de ligature en masse proprement dite ; elle est avancée de quelques jours, vers le 11ᵉ ou 12ᵉ, dans le cas de ligature double, comme celle que j'avais pratiquée et qui me paraît devoir être aujourd'hui le procédé applicable à tous les cas. La substitution du catgut à la ligature de fil ou de soie, en obviant à toute élimination ultérieure, aurait encore pour effet de combattre les inconvénients d'une chûte retardée et d'éviter toute inflammation, comme dans les cas de MM. Poinsot et Lucas-Championnière, si toutefois ces accidents sont réellement à craindre, ce que ne semblent pas indiquer mon observation et bien d'autres avec elle.

Enfin, quoi qu'en pensent MM. Verneuil et Després, l'hémorrhagie primitive ou secondaire n'est pas plus à craindre avec la ligature en masse qu'avec la ligature isolée de chaque artère, et si M. Després a pu rappeler le cas de M. Michon, dans lequel l'hémorrhagie survint après la ligature en masse, M. Terrier a rapporté deux cas de Jarjavay dans lesquels la ligature méthodique de chaque artère avait été suivie chaque fois d'hémorrhagie consécutive.

« Si je m'élève contre la ligature en masse, a dit enfin M. Després, c'est que je ne vois pas pour quelles raisons on ferait pour le testicule ce qu'on n'oserait faire dans aucune autre région. » Qu'il me soit permis de dire que cet argument est loin d'être sans réplique. Il est, en effet, beaucoup de cas où la ligature en masse est pratiquée du consentement unanime de tous les chirurgiens, et, sans parler de l'ablation de certaines tumeurs pédiculées, je ne rappellerai ici que ce qui se pratique journellement dans l'ovariotomie, où la ligature en masse du pédicule est la règle absolue, et dans laquelle jamais aucun chirurgien n'a proposé, que je sache, de faire la ligature isolée de chacun des vaisseaux, malgré leur nombre et leur volume, parfois énorme dans certains cas.

Je ne saurais poursuivre plus loin cette discussion, et pour moi comme pour un grand nombre de chirurgiens, la ligature du cordon, soit en masse, soit en deux moitiés, sans isolement préalable des vaisseaux, est encore le meilleur procédé à employer au second temps de la castration.

1

PUBLICATIONS DU **Journal des Sciences médicales :**

Étude sur les modifications apportées par l'organisme animal aux diverses substances albuminoïdes injectées dans les vaisseaux , par MM. J. BÉCHAMP et E. BALTUS.

Traitement des kystes synoviaux tendineux par l'ignipuncture , par M. A. JOUSSET.

Sur la désarticulation de la hanche, par M. D. DOMEC.

De l'emploi du chloral comme anesthésique chez les enfants, par M. J. REDIER.

Des extraits pharmaceutiques. — Considérations critiques sur leur préparation, leur classification , leurs caractères généraux , leurs usages, etc., par M. E. SCHMITT.

Zymases et Microzymas, par M. A. BÉCHAMP.

Mémoire sur un fœtus dérencéphale (avec *planche*) , par M. G. EUSTACHE.

De la mortalité des enfants du premier âge dans la ville de Lille, de ses causes et des moyens d'y remédier, par M. L. WINTREBERT.

La chirurgie dite *conservatrice* au lit du malade, par M. D. DOMEC.

Note sur la pustule maligne en Flandre, par M. F. GUERMONPREZ.

Remarques et observations sur l'anévrysme de l'aorte abdominale (avec *planche*), par M. E. BALTUS.

L'opération césarienne aux États-Unis, par M. G. EUSTACHE.

De la nature et des propriétés des albumines de l'hydrocèle, par M. J. BÉCHAMP.

Des pseudo-exanthèmes aigus rhumatismaux , par M. H. DESPLATS.

Répression légale du suicide. — Proposition de consacrer aux études anatomiques les cadavres des suicidés, par M. J. JEANNEL.

Hygiène de la bouche, par M. J. REDIER.

Recherches expérimentales sur la valeur thérapeutique des injections intra-veineuses de lait, par MM. J. BÉCHAMP et E. BALTUS.

Ovariotomie suivie de succès. — Quelques remarques sur les indications de l'opération , par M. G. EUSTACHE.

La syphilis sous le microscope, par M. D. DOMEC.

Deux opérations césariennes pratiquées à l'hôpital Sainte Eugénie, par M. A VANVERTS.

La Faculté de médecine et de pharmacie de l'Université catholique de Lille.— Historique des difficultés qui précédèrent sa fondation.

Applications de l'électricité au diagnostic et au traitement des maladies , par M. H. DESPLATS.

Le *Journal des Sciences médicales de Lille* paraît depuis novembre 1878 , le 1er de chaque mois, par numéros de 72 pages au moins, et forme chaque année un fort volume de 900 pages environ, avec planches et figures intercalées dans le texte lorsque les sujets l'exigent.

Tout ce qui concerne la rédaction et l'administration du journal doit être adressé franco à M. le Dr G. EUSTACHE, secrétaire de la rédaction , au Bureau du Journal, rue de la Barre, 70, à Lille.

Les ouvrages dont il sera adressé deux exemplaires au Secrétaire de la rédaction seront annoncés et analysés s'il y a lieu.

Prix de l'abonnement annuel :

France............................. 16 fr.
Union postale (pays d'Europe) 17
Id.   (pays d'outre mer) 18

L'abonnement part du 1er janvier.